DE LA
CURE RADICALE

DE
LA TUMEUR ET DE LA FISTULE
DU SAC LACRYMAL,

Par le Docteur Alexandre **MAGNE**,

CHEVALIER DE LA LÉGION D'HONNEUR,

Médecin-oculiste de S. A. le prince Murat, des Crèches du département de la Seine et du Bureau de bienfaisance du premier arrondissement, Professeur particulier de clinique oculaire, ancien Vice-Président de la Société de médecine pratique, membre correspondant de l'Institut de Valence (Espagne), etc., etc.

Sublata causa, tollitur effectus.

DEUXIEME ÉDITION.

PARIS,

CHEZ J.-B. BAILLIÈRE, ÉDITEUR,

RUE HAUTEFEUILLE, 19.

1857

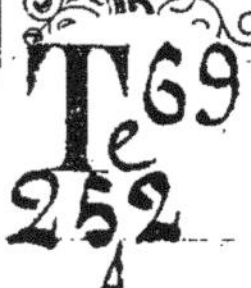

DE LA

CURE RADICALE

DE

LA TUMEUR ET DE LA FISTULE

DU SAC LACRYMAL.

1° M. Magne *a, le premier*, remis en honneur la cautérisation du sac lacrymal, inventée il y a un siècle par Nannoni, et entièrement abandonnée depuis, à cause de l'insuffisance du procédé.

2° Il a apporté à cette méthode une modification et un perfectionnement tels, qu'elle est devenue incontestablement supérieure à toutes celles employées jusqu'à ce jour.

3° Une cure radicale, aussi sûre que rapide, est le résultat pour ainsi dire mathématique de son emploi.

Messieurs, je vous ai reproduit avec assez d'étendue la lecture que vous a faite M. Magne. L'attention soutenue que vous avez apportée à l'écouter, ainsi que les félicitations que vous lui avez accordées, séance tenante, par la bouche de votre président, m'ont fait penser qu'il vous serait agréable d'en retrouver ici les détails. — Puis étant encore moi-même sous l'impression favorable de la réussite des opérations auxquelles notre collègue m'a prié d'assister, en ma qualité de votre secrétaire général, afin que je pusse vous les raconter *de visu*, je me suis laissé facilement entraîner à vous parler d'une méthode qui, ne m'ayant présenté que des résultats concluants en sa faveur, a acquis à mes yeux une valeur incontestable, et qui sera adoptée avant peu, je n'en doute pas, par tous les praticiens consciencieux et amis du progrès (*).

(*) *Union médicale.* Extrait du *Rapport* lu à la Société médicale du premier arrondissement, par M. le docteur Mouzard, secrétaire général.

DE LA
CURE RADICALE

DE

LA TUMEUR ET DE LA FISTULE

DU SAC LACRYMAL,

Par le Docteur Alexandre **MAGNE**,

CHEVALIER DE LA LÉGION D'HONNEUR,

Médecin-oculiste de S. A. le prince Murat, des Crèches du département de la Seine et du Bureau de bienfaisance du premier arrondissement, Professeur particulier de clinique oculaire, ancien Vice-Président de la Société de médecine pratique, membre correspondant de l'Institut de Valence (Espagne), etc., etc.

Sublata causa, tollitur effectus.

DEUXIEME ÉDITION.

PARIS,

CHEZ J.-B. BAILLIÈRE, ÉDITEUR,

RUE HAUTEFEUILLE, 19.

1857

À Monsieur le Professeur Chauvel,

Hommage de ma reconnaissance et de mon respectueux attachement.

Alexandre MAGNE.

AVANT-PROPOS

DE L'ÉDITION DE 1850

Guérit-on d'une manière durable la tumeur et la fistule du sac lacrymal par les divers procédés habituellement mis en usage ? Les auteurs et les praticiens sont d'accord pour la négative.

J'ai eu pour but, dans ce travail, d'exposer une méthode à l'aide de laquelle la cure de ces affections aura toujours lieu promptement et sans récidive.

Dans un premier chapitre j'ai présenté quelques considérations générales sur le traitement de la fistule et de la tumeur du sac lacrymal. J'ai successivement passé en revue et apprécié les nombreuses opérations conseillées jusqu'à ce jour.

Une description du procédé opératoire que j'emploie, des instruments que j'ai imaginés à ce sujet, et quelques observations relatives à des malades opérés, les uns depuis deux ans, les autres récemment, complètent ce que j'avais à dire sur la cure radicale de la tumeur et de la fistule du sac lacrymal.

La supériorité de l'oblitération du sac sur tous

les procédés connus me fait espérer qu'elle deviendra une méthode générale. Je croirai alors avoir rendu un véritable service à la science et à l'humanité, car la tumeur et la fistule du sac sont tellement fréquentes, que, dans la seule pratique de Dupuytren, le total des opérations par la canule s'est élevé à trois mille.

———

Le succès obtenu par l'oblitération du sac a dépassé mes espérances. Universellement blâmée à l'époque où je publiai mes premiers travaux, cette méthode a aujourd'hui conquis sa place dans la science. Je remercie bien sincèrement les chirurgiens qui l'ont prise sous leur patronage et les organes de la presse médicale qui l'ont propagée.

1857.

ALEX. MAGNE.

CURE RADICALE

DE

LA TUMEUR ET DE LA FISTULE

DU SAC LACRYMAL.

CHAPITRE PREMIER.

CONSIDÉRATIONS GÉNÉRALES SUR LE TRAITEMENT DE LA TUMEUR ET LA FISTULE DU SAC LACRYMAL.

Chaque fois que je suis consulté pour une fistule du sac lacrymal, disait Sanson, c'est pour moi un nouveau sujet de désespoir.

Les termes énergiques dont il se servait en pareille circonstance, et que je suis forcé d'amoindrir en les traduisant, sont demeurés présents à la mémoire de tous les chirurgiens dont il fut le maître.

Sanson, et son nom doit toujours être invoqué quand il s'agit de maladies des yeux, ne croyait pas à la guérison de la fistule du sac lacrymal; témoin de l'immense pratique de Dupuytren, il avait lui-même opéré un grand nombre de fistules du sac, il savait tous les procédés mis en usage, il les avait expérimentés et condamnés tour à tour; la méthode de Dupuytren, n'avait pas trouvé grâce devant lui, malgré les pompeux succès proclamés à propos de la canule régénérée ; c'est que Sanson possédait, au plus haut degré, le sens chirurgical ; c'est qu'étranger à l'enthousiasme, il ne jugeait que d'après une saine observation. Cependant si élevé que soit le témoignage scientifique d'un praticien aussi honnête qu'éminent, ceux qui viennent après lui doivent, comme lui, interroger scrupuleusement les faits et ne se ranger à son avis qu'alors qu'une sage expérience leur a confirmé les mêmes résultats.

Combien de fois n'a-t-on pas répété ce mot de l'un de nos illustres maîtres ? « Dépêchez-vous d'user du remède, tandis qu'il guérit ! » Assurément, ces paroles sont applicables surtout à la méthode de Dupuytren ; c'est par milliers qu'il faut compter les malades qui se hâtèrent d'accourir pour participer aux merveilles de la canule ; et, malheureusement, ce remède, qui guérissait alors, ne guérit plus aujourd'hui ; aussi serais-je curieux de comparer, à ce sujet, les statistiques d'il y a vingt ans, aux statistiques de nos jours.

Chacun sait actuellement combien il est difficile de guérir sans récidive, à l'aide des procédés connus, la fistule du sac lacrymal ; aussi, j'ai hâte de le dire, en présence de cette immense déception chirurgicale, je suis heureux de pouvoir proposer à mes confrères une nouvelle méthode qui m'a réussi autant de fois que je l'ai employée.

Loin de moi la prétention d'être complètement novateur ; les questions de priorité, suivant moi, doivent s'effacer devant les questions scientifiques ; et d'ailleurs, nos pères l'ont dit et nos neveux le répéteront : *Nil novi sub sole*. Un chirurgien florentin, Nannoni, proposa, il y a cent ans, de guérir la fistule du sac lacrymal à l'aide de la cautérisation de ce même sac. Cette semence, jetée dans le champ de la science, fut loin de fructifier ; mais, tôt ou tard, le plus petit grain finit par germer, et, à un siècle de distance, j'ai repris le fond de la méthode de Nannoni. J'en ai, il est vrai, complétement modifié les procédés, et le succès a couronné mes efforts. « La méthode en elle-même
» n'est pas nouvelle, mais elle avait été complète-
» ment abandonnée, et on peut la considérer
» comme une invention nouvelle au point de vue
» principalement de sa généralisation. (1) »

Je viens offrir aujourd'hui, aux chirurgiens, de guérir toujours et sans récidive la tumeur et la fistule du sac lacrymal, et cela à l'aide d'un procédé opératoire de facile exécution.

Je commencerai ce travail par la description rapide de toutes les méthodes successivement essayées en vain pour obtenir le même résultat ; j'apprécierai la valeur de ces différentes méthodes avec l'impartialité la plus scrupuleuse ; je n'emprunterai qu'aux faits mes arguments, et, quand il

---

(1) *France médicale et pharmaceutique.* Compte-rendu d'une leçon de M. le professeur Nélaton, par M. Foucart, numéro du 14 mars 1857.

sera bien démontré que toutes les opérations con-
nues demeurent impuissantes pour empêcher les
récidives de la tumeur et de la fistule du sac lacrymal, je terminerai par l'exposé de la méthode que
je mets en usage pour obtenir la destruction du
sac, c'est-à-dire une guérison radicale, par ce motif
que : *Sublata causa, tollitur effectus.*

Soixante et quelques opérations, pratiquées par
moi ont été suivies d'un plein succès ; j'en rap-
porterai quelques observations qui, au début,
semblaient donner tort à la cautérisation, et qui,
en réalité, n'ont fait que confirmer cette méthode.

Mais, tout d'abord, je dois aller au-devant d'une
objection qu'on ne manquera pas de me faire :
Vous détruisez le sac, dira-t-on, que deviennent
donc les larmes ?

A ceci je réponds : quel que soit le procédé mis
en usage, clou, séton, canule, injections, cathétérisme, etc., le cours des larmes n'est plus normal.
Il existe dans tous les cas un épiphora plus ou
moins intense ; tous les malades, traités par l'un
ou l'autre de ces moyens, interrogés par moi, ont
été unanimes.

Le larmoiement existe aussi au début dans la méthode que je propose; seulement, tandis qu'il va toujours croissant dans la plupart des modes de traitement que je viens de mentionner, il s'amoindrit
au contraire d'une manière notable chez mes
opérés, sinon de jour en jour, du moins de mois
en mois. Ces larmes d'ailleurs, on le conçoit, sont

toujours limpides; l'épiphora, assez intense au début, diminue peu à peu, et c'est à peine si, dans les premiers temps, deux ou trois fois par jour, l'opéré est obligé, non pas d'essuyer les larmes qui n'arrivent jamais jusqu'à couler sur la joue, mais bien d'absterger les paupières qui se trouvent alors dans les conditions où nous sommes nous-mêmes par un froid sec et un grand vent. Il semblerait que la glande lacrymale ait diminué sa sécrétion et qu'un nouvel état physiologique ait surgi en présence d'une portion de l'appareil lacrymal supprimée. Pareil phénomène a déjà été constaté par des chirurgiens qui réservent l'opération dont je parle pour les cas exceptionnels. Je suis heureux de pouvoir citer, comme preuve de ce que j'avance, un passage que j'emprunte à l'un des traités de chirurgie les plus complets de ces derniers temps. M. Vidal (de Cassis), qui considérait l'oblitération comme ne devant être employée « qu'à la dernière extrémité, » s'exprime en ces termes : « *Et, chose remarquable, il y a d'abord un épiphora qui diminue peu à peu et qui finit ensuite par disparaître* (1) »

Comment se fait-il que M. Vidal, constatant des résultats d'une telle importance, ait si peu insisté sur le sujet que je vais traiter ? A cela l'on pourrait répondre : Depuis longues années lorsqu'une femme éprouvait une crise nerveuse, le calme était

---

(1) *Traité de pathologie externe et de médecine opératoire*, par Aug. Vidal (de Cassis) (2e édition; 5 vol. in-8° 1846 ; chez J.-B. Baillère), tome III, page 511.

rétabli à l'aide du flacon d'éther ; tout le monde le savait, et pourtant le phénomène de l'éthérisation n'est acquis à la science que depuis dix ans à peine.

Je m'empresse d'ajouter que notre regretté confrère et ami, M. Vidal (de Cassis) qui n'acceptait qu'exceptionnellement notre procédé, instruit des heureux résultats que j'obtenais, a modifié ses opinions dans la dernière édition de son *Traité de Pathologie externe.*

M. le professeur Stœber de Strasbourg, qui, ainsi qu'il a bien voulu me l'écrire, a pratiqué un an après moi la cautérisation du sac, sans avoir eu connaissance de mes travaux et qui s'est empressé avec une loyauté dont je ne saurais trop le remercier, de reconnaître que j'avais remis en honneur *l'oblitération du sac lacrymal,* M. Stœber, lui aussi, a remarqué l'absence de larmes à la suite de notre procédé. Je cite d'autant plus volontiers ce savant professeur, que je suis avec lui en communauté entière d'opinion sur ce sujet. On a vu maintes fois, c'est lui qui parle, les opérations pratiquées pour créer une voie artificielle aux larmes, ne pas enlever l'inflammation chronique du sac, ni le larmoiement. C'est que le larmoiement ne dépend pas seulement de l'impossibilité qui existe pour les larmes de s'écouler dans le nez, mais aussi et principalement de ce que l'inflammation du sac se communique à la conjonctive et de là irrite la glande lacrymale, dont la sécrétion est augmentée...

Dans l'état normal, on suppose que les larmes, après avoir baigné la conjonctive, s'écoulent dans le nez en passant par le sac lacrymal et le canal nasal. Cet écoulement doit cependant être bien peu abondant, car la plupart des personnes ne se mouchent point habituellement ou ne se mouchent qu'à de longs intervalles et rejettent alors par les narines des mucosités plus ou moins épaisses et non des larmes. Cela tient sans doute à ce que la sécrétion des larmes est très restreinte dans l'état normal et que le liquide lacrymal sécrété, s'évapore en majeure partie à la surface de l'œil et est absorbé par la conjonctive. J'ajouterai, pour compléter la théorie de notre éminent confrère de Strasbourg, que les larmes provoquées par une émotion quelconque, sécrétées instantanément par la glande lacrymale, ne trouvant pas d'issue à travers les points et les conduits lacrymaux, s'épanchent sur les joues. *La méthode de l'oblitération du sac lacrymal,* me paraît donc actuellement justifiée dans ses suites éloignées comme dans ses résultats immédiats.

Je n'entreprendrai point d'esquisser dans ce travail l'anatomie de l'appareil lacrymal et la description de la tumeur et de la fistule du sac ; ce serait répéter ce que d'autres ont fait depuis longtemps, beaucoup mieux que je ne saurais le faire moi-même. Mon but est limité, il se borne à dire ce que l'on a tenté pour guérir la tumeur et la fistule du sac lacrymal, à apprécier les résultats insuffisants obtenus jusqu'à ce jour, et à ouvrir une nouvelle route en signalant, à l'aide d'un nouveau procédé, une guérison toujours certaine.

Il est bien entendu, et je le dis une fois pour toutes, que je ne propose point l'oblitération du sac dans les inflammations aiguës de ce sac et du canal, inflammations qui, traitées en temps opportun, sont susceptibles de céder à une médication énergique depuis longtemps connue et pratiquée ; mais que je réserve cette oblitération pour les tumeurs et les fistules du sac lacrymal datant de plusieurs années et rebelles à tout traitement médical rationnel.

Ceci posé, je vais passer à l'énumération et à l'examen des méthodes successivement employées pour guérir la tumeur et la fistule du sac lacrymal. Si nous feuilletons les anciens livres dans lesquels on a traité des divers moyens de guérir la fistule du sac lacrymal, nous serons loin d'y trouver quelques résultats satisfaisants. Bien que l'illustre Ambroise Paré nous « asseure » qu'il a appliqué à plusieurs, avec une heureuse issue, le cautère actuel, quand il existait une carie, nous sommes peu édifiés sur l'emploi qu'il faisait, dans les cas ordinaires, des cathérétiques. Que serait-ce si nous remontions à Celse, à Galien, à Avicenne, à Albucazis, à Rhazès ? Malgré les quelques documents que nous a laissés ce dernier sur le traitement de la fistule du sac lacrymal, malgré les connaissances que Galien lui-même possédait sur l'appareil lacrymal, comme le témoigne le passage suivant: De usu partium. — *Confluunt per hœc foramina, in nares, omnia oculorum excrementa......* En vain, au seizième siècle, Fallope et Vésale s'occupent de l'anatomie des voies lacrymales, la pratique ne gagne rien à ces études. Il faut arriver au dix-huitième siècle, époque à laquelle, je l'ai déjà dit, l'oculistique a été véritablement créée en France (1), époque qui devait fournir tant de célébrités en tous genres, et à laquelle apportèrent à l'envi leur tribut Maître-Jan, Deshayes-Gendron, de Saint-Yves, Janin, Pellier de Quengsy, l'abbé Desmonceaux, Dominique Anel. Depuis lors, le sujet qui m'occupe a été traité par des chirurgiens devant l'illustration desquels je m'incline ; mais les difficultés ont-elles été surmontées, le problème résolu, la guérison assurée ? c'est ce qu'il nous importe de savoir et ce que je vais examiner avec la plus complète impartialité.

Il ne sera nullement question, dans cet exposé, d'un obstacle apporté au cours des larmes, soit par une infection syphilitique, soit par la présence d'un polype, d'une exostose, etc. ; je réserve toutefois la fistule par suite d'un état général scrofuleux.

Une foule de moyens thérapeutiques ont été conseillés contre la tumeur et la fistule du sac la-

____

(1) *Hygiène de la vue*, par le docteur Magne ; 1854. Un volume in-8°, édition.

crymal, mais il est facile de les grouper en quatre méthodes différentes :

Traitement médical ;

Rétablissement des voies naturelles des larmes ;

Création de voies artificiellles ;

Oblitération des voies lacrymales.

L'exposition et l'appréciation de ces quatre méthodes feront le sujet des chapitres suivants.

Je ne considère pas la *compression* comme une méthode sérieuse ; à peine est-elle applicable à quelques cas rares où il existe un relâchement du sac.

CHAPITRE II.

—

A. — *Exposé du traitement médical.* — Partant de ce principe, que l'occlusion des voies lacrymales est due le plus souvent à une inflammation, les chirurgiens du plus grand mérite ont conseillé de combattre la tumeur lacrymale, et Lawrence, Mackensie, Demours, Louis et Lisfranc sont de ce nombre, à l'aide de saignées générales, de sangsues appliquées, tantôt sur la tumeur, tantôt dans la narine, de fumigations émollientes au début, puis détersives, de purgatifs réitérés, de sétons et de collyres. « C'est par centaines; écrit Demours, que je compte des exemples de rétablissement du conduit nasal par les efforts de la nature. »

B. — *Appréciation du traitement médical.* — Je veux bien croire aux nombreuses cures naturelles dont parle Demours, j'ai d'ailleurs eu occasion d'observer des faits analogues ; mais aux guérisons de ce genre et aux guérisons par le traitement médical, il manque une chose, c'est la constatation de la non-récidive, et je regrette que les auteurs ne soient pas plus explicites, plus complets sur ce point. Personne ne conteste qu'une inflammation aiguë des voies lacrymales ne puisse guérir par les seuls efforts de la nature , comme le coryza, ou par un traitement antiphlogistique approprié.

Mais est-ce donc ainsi que se manifeste, le plus généralement, l'occlusion des voies lacrymales ? Pour tout chirurgien livré à la pratique de l'oculistique, les choses se passent d'une tout autre manière. L'observation démontre malheureusement que, le plus souvent , les malades n'ont recours à un avis que quand il existe depuis plusieurs années un épiphora : une certaine gêne d'abord , puis, avec le temps, un véritable obstacle , les larmes passant par le nez à l'aide d'une compression du sac, refluant à la longue à travers les conduits lacrymaux ; une partie de ces larmes finissant par séjourner dans le sac et résistant à la pression, tel est l'historique du plus grand nombre des cas. Or, quand cet état s'est prolongé un an , deux ans , dix ans, il est trop tard pour songer au traitement médical, et force est au chirurgien d'intervenir.

Loin donc de nier l'efficacité d'un traitement médical, je me plais à la constater, mais j'ajoute que ce traitement est inapplicable au plus grand nombre des personnes qui viennent réclamer les secours de l'art. Des années se sont écoulées depuis qu'il n'est plus possible de combattre , médicalement, l'obstacle au cours des larmes, quand le malade se présente au chirurgien.

CHAPITRE III.

—

A. — *Exposé des divers procédés employés pour rétablir les voies naturelles des larmes.* — On a cherché à rétablir le cours naturel des larmes à l'aide de procédés multipliés à l'infini et que j'ai essayé de réunir en cinq divisions principales :

1° Cathétérisme des voies lacrymales ;

2° Injection dans les voies lacrymales ;

3° Dilatation du canal nasal ;

4° Introduction d'une canule à demeure dans le canal nasal ;

5° Cautérisation du canal nasal.

1.° Cathétérisme des voies lacrymales.

On sonde ordinairement les voies lacrymales à l'aide du stylet d'Anel ou de Méjan, soit de haut en bas par les points lacrymaux, soit de bas en haut par les narines, ou encore à travers une fistule du sac. On doit à Laforest des sondes destinées au cathétérisme par les fosses nasales. M. Gensoul (de Lyon) a imaginé, pour sonder de bas en haut les voies lacrymales, de couler dans les fosses nasales d'un cadavre du métal fusible de Darcet, à l'effet d'obtenir un instrument aussi parfait que possible.

2° Injections dans les voies lacrymales.

Ce procédé a pour but de diriger une injection sur le trajet des voies excrétoires des larmes. Nous le devons à Anel. Des émollients, des toniques, des astringents, des caustiques ont tour à tour été conseillés et employés pour les irrigations des conduits, du sac et du canal. Disons toutefois qu'Anel s'en tenait aux injections par les points lacrymaux, et que Laforest fut le premier à employer la sonde et à diriger le liquide par l'orifice inférieur du canal nasal. On a écrit que cette méthode appartenait réellement à un médecin vétérinaire qui l'avait mise en usage sur les chevaux; une observation analogue a été faite au sujet de la méthode d'Anel; mais qu'importe? ces questions sont trop secondaires pour nous arrêter; je ne veux pas faire ici de l'histoire, mais bien de la pratique.

3° Dilatation du canal nasal.

Le célèbre Jean-Louis Petit, peu satisfait sans doute des deux manières de procéder que je viens d'exposer brièvement, imagina de pratiquer une incision au sac lacrymal, de pousser par cette ouverture une sonde cannelée jusque dans la narine, dans le but de déboucher le canal. Jean-Louis Petit remplaçait chaque jour la bougie par une autre et en cessait l'usage, ce sont ses expressions, quand il croyait que la surface interne du canal était bien cicatrisée. L'idée de Jean-Louis Petit parut fort ingénieuse, car, depuis, les procédés opératoires pour parvenir au même but se sont multipliés.

Lecat substitua à la sonde et à la bougie une mèche de soie ou de coton.

Monro, à l'aide d'une alène de cordonnier, passa une mèche et établit un séton.

Pouteau, ayant à pratiquer cette opération sur une femme, évita la plaie extérieure et passa une mèche par la face interne des paupières, entre la caroncule et la paupière inférieure.

Desault fit moucher ses malades pour obtenir l'issue au dehors d'un fil qu'il introduisait au moyen d'une canule.

M. Pamard (d'Avignon) demanda un résultat analogue à un ressort de montre percé, à l'une de ses extrémités, d'un trou auquel était fixé un fil, lequel fil à son tour, devait servir de conducteur à une mèche.

On proposa aussi de glisser dans une canule un fil attaché à un grain de plomb, le plomb devant, par son poids, entraîner le fil.

Le professeur Sanson, qui a tant fait pour l'ophthalmologie, employa une corde à boyau qu'il remplaçait au bout de quelques jours par un fil de soie à l'aide duquel on faisait pénétrer une mèche.

Tous ces moyens, sans compter ceux que je juge

inutile de mentionner, ne parurent point suffisants pour dilater le canal nasal.

Le célèbre chirurgien en chef des armées de l'Empereur, Larrey, mit en usage un procédé qui consiste à introduire dans le canal une corde à boyau qu'il recouvrait d'un taffetas rose.

Ware conseille et emploie un clou d'argent.

Scarpa se servait d'un clou de plomb.

Dans ces derniers temps on a proposé un clou en ivoire flexible.

La corde à boyau longue ou courte, dont le diamètre est plus ou moins gradué, a joui et jouit encore d'une certaine réputation en France et en Allemagne. Elle a subi diverses modifications dont l'une, entre autres, appartient à Auguste Bérard qui a été si prématurément ravi à la science et à ses amis.

4° Introduction d'une canule à demeure dans le canal nasal.

A la dilatation temporaire, quelques chirurgiens songèrent à substituer une dilatation permanente, et la canule fut inventée. Tour à tour préconisée, abandonnée, elle semblait, à la fin du dix-huitième siècle, avoir fait son temps. Dupuytren entreprit de lui donner un lustre nouveau; nous verrons tout à l'heure s'il a réussi. Je m'abstiendrai, du reste, de décrire ce procédé que tout le monde connaît, même dans ses plus insignifiantes modifications.

5° Cautérisation du canal nasal.

Je n'en parle que pour mémoire, bien qu'elle se recommande des noms de MM. Harveng, Deslanles, Rosas et Gensoul.

L'un cautérise avec un mandrin offrant deux rainures chargées d'azotate d'argent.

L'autre conduit le cautère actuel dans le canal à l'aide d'une canule.

Ou bien encore, un cathéter ayant indiqué le siége du rétrécissement, on introduit, sur ce point, le porte-caustique.

Ou enfin, c'est la corde à boyau qui porte avec elle la substance destinée à pratiquer la cautérisation.

B. — *Appréciation du traitement par le rétablissement des voies naturelles des larmes.*

Examinons actuellement quels sont les résultats des nombreux modes d'opérer le rétablissement des voies naturelles des larmes.

Le cathétérisme, personne ne le niera, doit être considéré comme de nul effet s'il a lieu par les points lacrynaux. L'introduction d'un mince stylet d'argent ne désobstruera jamais le canal nasal. De plus, j'ai pratiqué souvent cette sorte de cathétérisme, et je suis fort éloigné d'en trouver la manœuvre facile.

Que sera-ce donc si je veux apprécier la valeur du cathétérisme par l'orifice inférieur du canal nasal ? Impossible de comprendre les descriptions qu'en donnent les traités de médecine opératoire, et, quel que soit le mérite de l'idée de M. Gensoul, d'établir des cathéters à l'aide du métal de Darcet, sur le cadavre ; en véridique praticien, je dois dire que la situation du conduit est aussi variable que les individus. Rarement j'ai pu pénétrer par l'orifice inférieur du canal nasal, et les malades, quelles que fussent les précautions prises , se sont presque toujours refusés à de nouvelles tentatives. Je suis heureux de pouvoir invoquer, à ce sujet, le témoignage de Jæger, de Rosas, de Sanson, de Laforest lui-même, le père, pour ainsi dire, de ce procédé. Les Mémoires de l'Académie de chirurgie contiennent les reproches que Laforest adresse à sa propre méthode.

S'agit-il de faire des injections par les points lacrymaux ? Voici à ce sujet le résultat de mon expérience, qui date de près de vingt années. Ces injections doivent être faites tous les jours, elles se continuent pendant un temps infini ; des mois s'écoulent avant que le chirurgien ait le bonheur de voir le liquide traverser la narine ; le malade se fatigue, s'ennuie, se dégoûte de souffrances en pure perte, renonce enfin à l'emploi de ce moyen ; heureux de n'être pas plus infirme qu'au début, car les fausses routes et l'éraillement de la muqueuse qui tapisse les conduits lacrymaux sont loin d'améliorer la situation du patient. J'ai pratiqué, pour ma part, fort souvent des injections, et j'avoue que les cas dans lesquels j'ai réussi, ou à peu près, je me sers à dessein de ces expression, n'étaient point graves et dataient de fort peu de temps. De ce nombre se trouvent deux dames, l'une de Paris, l'autre de Doullens, qui me furent toutes deux adressées, il y a quelques années, par M. le professeur Chomel, que j'ai revues depuis et chez lesquelles l'amélioration persiste; mais, je le répète, ce sont de très rares exceptions.

Ce que j'ai dit plus haut du cathéter à l'aide duquel on essaie de désobstruer les voies lacrymales par l'orifice inférieur du canal nasal, s'applique nécessairement aux injections par le même orifice; il s'agit d'une sonde au lieu d'un mandrin, d'un instrument creux au lieu d'un instrument plein; insister serait superflu. Je sais que l'on a songé à substituer le caoutchouc au métal : c'est rendre l'opération un peu plus impraticable, et voilà tout.

Est-il permis d'obtenir le rétablissement du cours des larmes à l'aide d'une dilatation du canal nasal ? On dit, et je veux bien le croire, que les rétrécissements du canal de l'urètre guérissent par la dilatation graduée. Mais ici les organes sont-ils donc dans les mêmes rapports? S'agit-il uniquement du canal nasal ? Le sac seul ne peut-il pas s'enflammer et fournir une suppuration abondante à laquelle le canal, fût-il libre dans toute son étendue, ne donnera aucune issue si son orifice supérieur participe à l'inflammation? Et puis enfin, peut-on constater des guérisons certaines, authentiques et de date, résultant, soit du clou, soit du séton, soit de la corde à boyau ? Je veux admettre qu'il en existe, et ce fait, d'ailleurs, sauf récidive, me paraît hors de doute. Mais il ne suffit pas de songer à la maladie, le malade aussi doit être pris en considération. A-t-il des occupations, des affaires? Et qui n'en a pas? Si vous faites usage de la corde longue, vous le casernerez chez lui, et il ne tardera pas à avoir plus d'horreur pour le remède que pour le mal. Est-il question de la corde courte? on l'avale, on la mouche, et il faut recommencer comme si rien n'eût été fait.

Quant à la durée du traitement, les auteurs sont d'accord. Lorsque, après trois mois d'usage de la corde, le calibre du canal paraît avoir récupéré ses dimensions normales, on passe à l'application du clou pour consolider la cure et pour diminuer les chances de récidive.

Ainsi, d'une part, traitement et pansement douloureux qui empêchent le malade de se livrer à ses occupations pendant des mois; de l'autre, guérison problématique, si toutefois le problème n'est pas résolu négativement; telle se présente la méthode qui consiste à dilater le canal nasal. Je pourrais ajouter qu'en des mains peu prudentes, ce procédé, poussé jusqu'à la dilatation forcée, a produit des désordres que chacun conçoit sans qu'il soit nécessaire de les mentionner.

Arrivons actuellement à la fameuse canule qui a joué un si grand rôle, grâce au patronage du célèbre chirurgien de l'Hôtel-Dieu. Je l'avoue, à mon grand regret, il m'est impossible de retrouver dans les *Leçons orales* de ce professeur, à propos de la fistule du sac lacrymal, ce *quid divinum* qui faisait de lui le chirurgien hors ligne. Je ne puis comprendre que Dupuytren ait placé pendant vingt ans des canules, sans avoir saisi tous les inconvénients de la méthode qu'il avait régénérée. Il s'agit de toucher à l'une des plus brillantes et des plus solides réputations qu'un chirurgien ait jamais acquises, et pourtant je me sens à l'aise, car les faits parlent haut et sont appuyés de noms éminents et de toute la nouvelle génération chirurgicale.

D'après le nombre des mandrins restés entre les mains de Dupuytren, il a opéré par an cent fistules du sac lacrymal à l'Hôtel-Dieu, et cinquante dans sa clientèle de la ville. Vingt ans de cette pratique produisent le chiffre énorme de trois mille opérés. Le nombre de guérisons a été, disent les *Leçons orales* du professeur, de neuf sur dix.

Que pensent de semblables succès les chirurgiens les plus distingués de notre époque ?

M. le professeur Sédillot (de Strasbourg), se basant sur des faits, dit que « souvent le chirurgien a cru à la guérison, faute d'avoir pu observer son opéré quelque temps après le placement de la canule (1). »

Écoutons M. le professeur Velpeau : « L'erreur où sont tombés beaucoup de praticiens, sous ce

____

(1) Sédillot, *Traité de Médecine opératoire*, 1839, page 255.

rapport (celui des succès de la canule), tient à ce que, se croyant guéris le lendemain ou le surlendemain, la plupart des malades ne sont plus revus par le chirurgien. Tenant à savoir ce qu'ils devenaient, je les ai suivis ou fait suivre autant que possible. J'ai vu que la canule remontait très souvent dans le sac lacrymal pendant les quatre premiers mois; qu'il s'en échappait un grand nombre par les fosses nasales avant la fin de la seconde année; que celles qui restent en place se dénaturent, se dissolvent au point de ne servir à rien (1). »

Que manque-t-il donc à cette condamnation? Elle est aussi complète que possible, et pourtant M. le professeur Velpeau, après avoir établi que les canules qui restent ne servent à rien, aurait pu ajouter : Parfois même elles sont nuisibles. Témoin M. Robert, qui a extrait une canule placée depuis dix ans, laquelle était entourée d'incrustations et avait déterminé une carie.

L'obstruction de cette même canule est chose commune. Il n'y a pas longtemps que M. le docteur Coursserant nous en a présenté une à la Société de médecine pratique ; elle était rongée, divisée en deux fragments, et presque entièrement obstruée.

M. Maunoir a été témoin d'un fait analogue.

M. Janson (de Lyon), après avoir opéré douze

_____

(1) Velpeau, *Èléments de Médecine opératoire*, tome III, page 329.

malades environ à l'aide du procédé de Dupuytren, fut forcé plus tard de les réopérer par une autre méthode.

Enfin, grâce à la rapide exécution de la manœuvre opératoire, et peut-être aussi par suite d'un oubli du chirurgien, le malade peut ignorer qu'il est possesseur d'une canule, et Dupuytren lui-même (M. Caron du Villars le rapporte) fut exposé à placer une canule quand déjà il en existait une. Ce cas de récidive aura dû intriguer quelque peu le grand chirurgien.

Je crois, après les exemples que je viens de citer et les hommes éminents dont j'ai rapporté l'opinion, que la canule est suffisamment jugée. Du reste, il est impossible d'avoir fréquenté les hôpitaux de Paris sans avoir été témoin d'une foule de récidives sur des malades opérés par Dupuytren : *Experientia fallax*.

Pour terminer ce que nous avons à dire des moyens tentés dans le but de rétablir les voies naturelles des larmes, il nous reste à parler de la cautérisation du canal nasal.

Tous les procédés inventés à ce sujet sont mort-nés. Je sais bien que ce n'est pas une raison pour les condamner ; mais à quoi bon expliquer qu'une cautérisation de cette nature n'aurait d'autre but que de resserrer et même de faire adhérer les parois de la muqueuse du canal nasal.

CHAPITRE IV.

—

CRÉATION DE VOIES ARTIFICIELLES.

A. — *Exposé des procédés employés pour ouvrir aux larmes une voie artificielle.* — Ils sont au nombre de deux :

1° A travers l'os unguis ;
2° A travers le sinus maxillaire.

1° A travers l'os unguis. — C'est avec raison que M. le professeur Sédillot attribue aux Arabes l'une des méthodes que nous allons esquisser, et qui consiste à favoriser l'écoulement artificiel des larmes à travers l'os unguis perforé. La seconde méthode appartient à M. le professeur Laugier. Nous en parlerons tout à l'heure.

Était-ce donc pour ouvrir aux larmes une voie artificielle que les Arabes mettaient le feu à l'os unguis ? assurément non. Ils n'avaient pour but que d'agir sur la carie de cet os. Leurs connaissances anatomiques prouvent qu'ils ne pouvaient avoir d'autres intentions.

Woolhouse, s'appuyant sur la physiologie, proposa sérieusement d'ouvrir une voie aux larmes à travers l'os unguis perforé.

Hunter imagina un emporte-pièce.

L'exfoliation de l'os unguis par le cautère actuel a été aussi conseillée et se recommande des noms de quelques chirurgiens modernes : Saint-Yves, Scarpa, Richter, Lecat, sont de ce nombre.

2° La seconde méthode, appartenant à M. le professeur Laugier, consiste à ouvrir une voie artificielle aux larmes en perforant le sinus maxillaire. Je ne sache pas qu'aucun chirurgien ait suivi l'exemple du savant professeur de la Pitié.

B. — *Appréciation des procédés qui créent un passage artificiel aux larmes.* — M. le professeur Velpeau doute que la méthode de M. Laugier trouve jamais de nombreux partisans. Comme M. Velpeau, je pense que les larmes, arrivées dans les sinus, peuvent n'en pas sortir facilement. De là des accidents inflammatoires, et la nécessité d'évacuer ces larmes par la voûte palatine. Pour les deux procédés, d'ailleurs, il est à craindre qu'au lieu de guérir une maladie existante, on ne s'expose à l'aggraver par de fâcheuses complications. Enfin, vous ouvrez une route artificielle aux larmes, mais vous ne prévenez pas le retour de l'inflammation dans l'appareil lacrymal. Ajouterai-je que M. le professeur Laugier, qui a dû opérer un grand nombre de fistules, n'a jugé convenable d'employer que deux fois son procédé, depuis vingt ans au moins qu'il l'a proposé.

CHAPITRE V.

—

A. — *Exposé des divers procédés employés pour oblitérer les voies lacrymales.* — Boche (de Lyon) proposa, il y a un peu plus d'un demi-siècle, d'oblitérer les voies lacrymales en cautérisant les points lacrymaux avec un crayon d'azotate d'argent taillé aussi finement que possible ; il se basait sur cet unique fait, qu'un chirurgien de Saint-Malo, Quesnel, avait guéri, de cette manière, une fistule du sac lacrymal.

Le professeur Serra (de Bologne) a cherché à obtenir le même résultat en pratiquant la cautérisation des points lacrymaux à l'aide d'un stylet rougi à blanc.

Un autre procédé fut mis en usage avec succès, et de cela il y a plus d'un siècle, par un chirurgien de Florence, Nannoni.

Emplir le sac d'une boulette de charpie enduite d'une pommade composée d'alun et de précipité rouge ; cautériser au besoin le sac lacrymal par

l'azotate d'argent, tel était le procédé du chirurgien florentin pour l'occlusion des voies lacrymales.

B. — *Appréciation du procédé de Nannoni par les
chirurgiens modernes.* — J'ai mentionné et je n'ai
pas besoin de discuter la cautérisation des points
lacrymaux : l'insuffisance de cette méthode est
patente; mais je tiens à donner, sur le mode opératoire de Nannoni, l'opinion de quelques chirurgiens dont la plupart font autorité en oculistique.

Rosas considère cette opération comme exceptionnelle; suivant lui, on ne doit l'appliquer que
dans les conditions fort rares où une oblitération
incurable des conduits lacrymaux est associée à une
dégénérescence chronique du sac.

L'oblitération du sac, tentée trois fois par M. Velpeau à l'aide de la cautérisation par l'azotate
d'argent, a été trois fois suivie d'insuccès.

Dans un ouvrage publié en 1847, M. Des-
marres regarde l'oblitération du sac comme une
dernière ressource, et il ajoute que si l'on peut
guérir par un autre moyen, la saine pratique
conseille de l'employer.

M. le professeur Sédillot, après avoir apprécié
les différents procédés en usage, termine par ces
mots :

« Les autres méthodes (et l'oblitération est de ce
nombre) sont purement exceptionnelles. »

M. Vidal (de Cassis), je l'ai déjà rapporté au

chapitre premier, professait les mêmes opinions qu'il a modifiées quand il a eu connaissance de mes travaux.

« Au demeurant, écrit M. Deval, je crois que l'expédient dont il s'agit (cautérisation du sac) est plus particulièrement applicable aux conditions fort rares où une oblitération incurable des conduits lacrymaux est associée à une dégénérescence chronique du sac, source d'inflammations incessantes et de douleurs continuelles. »

Les chirurgiens sont donc d'accord sur ce point, que l'oblitération du sac lacrymal ne peut être considérée que comme méthode exceptionnelle.

L'on a pu voir, par tout ce qui vient d'être dit, que la guérison, sans récidive, de la tumeur et de la fistule du sac lacrymal offrait encore un problème à résoudre.

CHAPITRE VI.

—

Je n'avais pas connaissance des essais tentés il y
a un siècle par Nannoni quand je fis ma première
opération de ce genre. La répugnance d'un malade pour tous les procédés habituels appela mon
attention sur cet important sujet. Considérant
qu'aucune des méthodes mises en usage et se re-
commandant des noms les plus éminents ne produit de résultats mathématiquement démontrés,
et que souvent les malades refusent de s'y soumet-
tre, j'eus l'idée de sortir de la voie ordinaire, d'employer un moyen entièrement opposé à ceux qui
sont généralement conseillés ; enfin, de fermer un
conduit au lieu de tenter de l'ouvrir. Je fis entre-
voir à mon malade toutes les chances que je
regardais comme heureuses ou malheureuses, et le
22 janvier 1848, je pratiquai, assisté de mon honorable confrère, M. le docteur Boutin de Beaure-

gard, qui m'avait adressé ce malade, ma première cautérisation du sac lacrymal.

L'azotate d'argent échoua complétement, en crayon et en poudre ; il eut entre mes mains le même résultat qu'entre celles de M. le professeur Velpeau. La cautérisation par le beurre d'antimoine amena une guérison complète.

Depuis lors j'ai opéré un grand nombre de malades par l'incision et la cautérisation du sac à l'aide du beurre d'antimoine, et j'indiquerai tout à l'heure comment j'ai modifié, simplifié et perfectionné ces opérations à mesure qu'une indication se présentait.

Chaque opération a été suivie d'un plein succès. Je viens donc aujourd'hui, fort des faits qui parlent plus haut que tous les raisonnements, proposer à mes confrères l'oblitération du sac lacrymal comme une méthode générale ; et voici mes motifs :

Tous les procédés employés d'habitude échouent la plupart du temps contre la fistule du sac lacrymal.

S'ils réussissent, ce n'est que momentanément, et les récidives se manifestent après un temps plus ou moins long.

La durée prolongée des traitements, l'impossibilité dans laquelle se trouvent les malades de se livrer à leurs occupations, leur font trouver le remède pire que le mal.

L'oblitération du sac lacrymal, par le procédé que j'emploie n'exige que douze jours environ de traitement, si ancienne que soit la maladie.

L'opération est peu douloureuse et la récidive est impossible, puisque le sac n'existe plus.

Je passe actuellement à la description des instruments que j'ai imaginés pour rendre cette opération plus facile et plus sûre.

Description des instruments que j'emploie pour la destruction du sac lacrymal.

Les instruments que j'emploie pour pratiquer l'oblitération du sac lacrymal sont au nombre de quatre. J'ai dû les faire fabriquer d'après les modifications qui m'ont paru nécessaires et que je vais successivement indiquer.

1° Un couteau à fistule du sac lacrymal.

Cet instrument n'est autre qu'un couteau droit et à lame à double tranchant. Je faisais usage dans le principe d'une lancette ou d'un bistouri ; j'ai bientôt reconnu que ces deux instruments étaient défectueux, en ce sens que l'ouverture interne, beaucoup plus étroite que l'ouverture extérieure, ne permettait qu'une difficile entrée au pinceau chargé du caustique et occasionnait, par conséquent, une perte de substance de l'ouverture de la plaie qu'il était important d'éviter. Avec mon nouvel instrument, les plaies d'entrée et de sortie présentent des dimensions à peu près égales.

2° Un speculum ou dilatateur du sac lacrymal.

Outre qu'une incision , large au dehors , étroite au dedans, expose à une trop grande perte de substance des lèvres extérieures de la plaie , les lèvres elles-mêmes, rapprochées aussitôt que le liquide contenu dans le sac a été évacué, ne permettent l'entrée du porte-caustique qu'avec un certain effort de pression et par conséquent de cautérisation pour elles ; le speculum ou dilatateur a pour but d'écarter et de préserver les bords de la plaie, et de donner un accès facile dans le sac en mettant à jour le fond du sac lui-même.

3° Une petite pince à pansement.

Elle n'est autre que la pince à pansement ordinaire, sauf que les dimensions en sont beaucoup plus exiguës, appropriées qu'elles sont à la plaie dans laquelle elles doivent manœuvrer.

4° Un porte-caustique.

J'ai commencé par la cautérisation avec le crayon d'azotate d'argent dont l'effet a été nul, bien que je l'eusse aidée par l'introduction de boulettes de charpie graissées de cérat et recouvertes d'azotate d'argent pulvérisé.

Plus tard j'ai employé un pinceau de charpie imbibée de beurre d'antimoine, mais voici les inconvénients que j'ai toujours observés : Quel que fût le manche du pinceau (et j'avais fini par prendre une allumette taillée en conséquence), le pinceau, toujours trop volumineux, n'entrait qu'avec peine et produisait une forte escarre de l'ouverture externe; il en résultait que la paupière inférieure, tiraillée par le travail de la cicatrisation, perdait de sa courbure normale et offrait de la tendance à affecter la forme horizontale.

Pour parer à ces graves inconvénients, j'emploie actuellement une petite tige en argent ou en acier, offrant des sillons circulaires à son extrémité, et à cette extrémité je fixe un petit fragment d'éponge que j'imbibe de beurre d'antimoine.

DESCRIPTION DE MON PROCÉDÉ OPÉRATOIRE.

Ce procédé, on le conçoit aisément, ne ressemble pas entièrement à celui que je proposai, dans mon travail, publié en 1850. Il est singulièrement simplifié, et je tiens d'autant plus à le répandre que plusieurs élèves ont propagé le mode opératoire incomplet que j'employais en 1848. Cette année encore, M. Martial (d'Estivarelles, Loire), dans sa thèse soutenue à la faculté de médecine de Strasbourg, pour obtenir le grade de docteur, mentionne mes premiers résultats, qui ne sont pas suffisamment concluants et le *Compendium de chirurgie pratique,* rédigé par deux savants, dont nous apprécions tous le talent, MM. Denonvilliers et Gosselin, vient d'exposer le procédé défectueux que j'employais il y a bientôt neuf ans.

Premier temps de l'opération.

Le sac lacrymal étant distendu par le liquide que le malade aura dû laisser amasser depuis la veille, ou par une injection d'eau tiède, s'il n'existe pas de liquide en quantité suffisante ; le malade étant assis, l'aide placé derrière lui, fixe d'une main la tête contre sa poitrine et de l'autre fait saillir le tendon de l'orbiculaire, en tirant vers le temporal, la commissure des paupières ; armé du couteau qui doit être tenu comme une plume à écrire, je fais la ponction du sac de haut en bas ; à un millimètre en dedans du tendon du muscle orbiculaire et sur la même ligne ; le pus ou le muco-pus qui s'échappe, annonce que la pointe de l'instrument a pénétré dans le sac ; je prolonge alors l'incision de haut en bas et perpendiculairement, de manière à lui donner de 7 à 8 millimètres de longueur. Je dis perpendiculairement et ce point est des plus importants, attendu qu'une incision oblique modifierait désavantageusement la courbe normale de la paupière inférieure lors du travail de cicatrisation. S'il existe un trajet fistuleux, je fais l'ouverture de la même manière en comprenant l'orifice de la fistule dans l'incision.

Second temps.

La plaie qui donne issue à une certaine quantité de sang et de pus étant convenablement nettoyée, j'introduis entre les lèvres le spéculum que j'ai appelé *dilatateur du sac* et que je confie à la main de l'aide restée libre ; je fais pénétrer alors jusqu'au fond du sac mon porte-caustique chargé de beurre d'antimoine, je le dirige de bas en haut et de dehors en dedans, de manière à attaquer plus

directement l'embouchure des conduits lacrymaux.
Je reconnais à l'aide de l'index de la main gauche
la position du porte-caustique que je retire au
bout de quelques secondes en le promenant dans
l'intérieur du sac et le ramenant en suite rapide-
ment en dehors. On doit apporter la plus grande
attention à ce que l'éponge ne soit pas trop chargée
de liquide, autrement on s'expose à en voir couler quelques gouttes qui excorient la joue.

PANSEMENT.

Une compresse fenêtrée enduite de cérat, un
plumasseau de charpie, une compresse carrée, et
un bandage monocle constituent le premier pansement.

ACCIDENTS, SOINS CONSÉCUTIFS ET CICATRISATION.

L'appareil ainsi posé, j'ai pour habitude de ne
le lever que le troisième jour. Durant cet inter-
valle, voici comment les choses se passent : un
gonflement inflammatoire se manifeste, qui envahit
les paupières et un peu le nez et la joue du côté
opéré ; par une rare exception, il existe un peu
d'accélération du pouls ; le sommeil et l'appétit
sont généralement conservés. Les malades se plai-
gnent de douleurs sourdes dans la plaie et aux
environs, douleurs qu'explique l'état fluxionnaire
et qui disparaissent dès que l'escarre commence

à se détacher. Il est essentiel, et je dois insister sur
ce point, de panser les malades tous les jours, car
une fois la suppuration établie et elle est très
abondante, le séjour de ce pus sur les paupières
les irrite et détermine un érythème qui amène des
démangeaisons très douloureuses. Du septième au
dixième jour, l'escarre se détache par fragments,
et dans la presque généralité des cas, le douzième
jour, la cicatrisation est complète. Notre honorable confrère, M. Mouzard, a été témoin de quelques
faits de ce genre. J'ai pour habitude, à dater du
quinzième jour, de faire bassiner l'œil plusieurs
fois dans la journée avec un collyre astringent ;
je recommande également de tenir durant une
huitaine de jours les paupières recouvertes pendant la nuit, d'une compresse ployée en plusieurs
doubles, imbibée d'eau végéto-minérale et main-
tenue par un taffetas gommé.

CHAPITRE VII.

—

OBSERVATION.

Comme toute méthode, si précieuse qu'elle soit,
ne réussit pas toujours, j'ai eu quelques exceptions
qu'il est important de faire connaître, car, en ad-
mettant que ces exceptions aient eu lieu entre les
mains de chirurgiens qui tentaient pour la première fois la *cautérisation du sac*, ils l'auraient probablement abandonnée et condamnée.

PREMIER FAIT.

En 1854, j'ai opéré à ma consultation une
personne atteinte de fistule du sac lacrymal, assisté
de mes honorables collègues, MM. Mac'Carty,
Ley, et de plusieurs élèves; et, selon mon habitude, la cautérisation a été pratiquée à l'aide du
beurre d'antimoine. Au bout de quinze jours, la
cicatrisation n'avait pas fait le moindre progrès.
La cautérisation fut renouvelée le vingtième jour;
même résultat. Je supposai alors que le beurre

d'antimoine, qui était chez moi depuis plus d'un an, et qui avait été chauffé plusieurs fois, n'était plus suffisamment caustique. Un nouveau flacon fut employé, et douze jours après cette dernière cautérisation, la cicatrisation avait lieu. De ce fait il résulte que le chirurgien ne doit faire usage du beurre d'antimoine qu'après s'être assuré que ce dernier n'a pas été exposé à l'air humide pendant longtemps. Pour éviter toute erreur, je conseille d'employer le beurre d'antimoine en cristaux ; il suffira de l'approcher du feu pour le faire passer à l'état liquide. Ces deux échecs tiennent donc à l'altération du caustique, et ne peuvent en rien prouver contre la *cautérisation du sac.*

DEUXIÈME FAIT.

Le 15 avril 1856, Mme D..., de Champlambeau (Charente), âgée de 32 ans, mère de cinq enfants bien portants, se présente à ma consultation. L'œil gauche est atteint d'une tumeur lacrymale qui date de huit années. Les paupières et la joue sont de couleur d'un rouge violacé, ce qui tient à l'écoulement perpétuel fourni par l'inflammation chronique du sac lacrymal. *La cautérisation du sac* est proposée, acceptée et pratiquée le 17 avril, à l'hôtel de l'Alma, boulevard Saint-Denis, n° 10, notre honorable collègue, M. Duvivier m'assistant. L'opération eut lieu comme d'habitude ; l'éponge chargée de caustique pénétra jusqu'à 15 millimètres environ dans le sac, et je fus convaincu que j'avais cautérisé l'embouchure des conduits lacrymaux. Douze jours écoulés, la cicatrisation paraissait complète ; néanmoins, la paroi externe du sac présentait une certaine saillie là ou d'ordinaire existe un léger enfoncement quand l'adhérence est complète. Le troisième jour, trois petits abcès des paupières me firent supposer que la saillie située à la partie externe du sac ne devait être attribuée qu'à l'inflammation occasionnée par le voisinage de ces abcès. J'étais dans l'erreur ; ceux-ci vidés entièrement, la cicatrice du sac se rompit et un flot purulent m'annonça que la muqueuse n'avait pas contracté d'adhérence. Le beurre d'antimoine n'était pas suffisamment caustique, il avait absorbé probablement trop d'humidité, comme dans l'observation précédente ; telle fut ma première pensée, qui dura peu, car, introduisant dans le trajet fistuleux un stylet mousse, je le fis pénétrer, à mon grand étonnement, jusqu'à une profondeur de 3 centimètres, tandis que le caustique n'avait pas dépassé 15 millimètres. La malade alors me raconta qu'elle avait eu plusieurs abcès du sac, lesquels s'étaient vidés au dehors, que le sac était resté à plusieurs reprises ouvert pendant quelque temps pour se cicatriser ensuite. Les mêmes phénomènes avaient paru quatre fois en deux ans. Il en résulta pour moi, cette opinion bien arrêtée, qu'une bride s'était formée à la suite des inflammations successives, que cette cloison

formait un sac biloculaire et que la cautérisatio
n'avait pas franchi cette cloison anormale qui
d'un sac énormément distendu en avait fait deux.
Une seconde opération justifia pleinement notre
diagnostic. La malade, nerveuse à l'excès, refusa
l'opération si le chloroforme ne venait à son aide;
notre honorable collègue, M. le docteur Mouzard,
qui plus d'une fois a bien voulu éthériser nos opérés avec une habileté que je ne saurais trop louer,
se chargea du chloroforme. Comme pour la première opération, le porte-caustique s'arrêta à 15 millimètres; mais averti par le passage du stylet, je
plongeai de nouveau l'éponge dans le beurre
d'antimoine, et j'entrai de vive force jusqu'au fond
du second sac, à ce point que mon confrère en fut
presque effrayé; le porte-caustique avait pénétré
à 3 centimètres. Douze jours après, la cicatrisation était complète, et la malade, qui a été depuis
plusieurs fois examinée par M. Mouzard et par
moi, se félicite d'être débarrassée d'une infirmité
qui lui rendait la vie insupportable. Je ne sache
pas qu'il existe dans la science un fait semblable à
celui-ci; nulle part je n'ai lu la description d'un
sac lacrymal biloculaire; cette observation, sous
tous les rapports, méritait donc d'être publiée.

TROISIÈME FAIT.

Le 5 juin dernier, assisté de MM. Fontant, chirurgien en chef et Gauné, médecin en chef de l'hô-

,,,i de Niort, de **M.** Seraine, médecin en chef de l'asile des aliénés, et de plusieurs autres confrères, j'ai pratiqué, à l'hôpital de Niort, *deux cautérisations du sac lacrymal.* Voici ce que m'écrit à ce sujet notre habile confrère M. Fontant : « La femme Cornet (de Chef-Boutonne) est âgée de 44 ans ; bien réglée, et d'une bonne constitution ; trois mois avant son entrée à l'hôpital, elle avait vu se former, au grand angle de l'œil droit, une tumeur rouge coïncidant avec un larmoiement continuel, et donnant issue par la pression à un liquide purulent, abondant. Le 5 juin, vous avez ouvert cette tumeur et cautérisé le sac lacrymal, suivant votre procédé. Il se manifesta bientôt une inflammation qui s'étendit aux paupières et à la joue ; toutefois, cette inflammation se dissipa en moins de douze jours, et avec elle la tumeur lacrymale, le larmoiement et la sécrétion habituelle de matières séropurulentes. *En un mot, tout s'est passé suivant vos prévisions,* et la malade est sortie guérie de l'hôpital, le 19 juin, quatorze jours après son entrée. » J'ai revu depuis cette malade, qui n'a pas de larmoiement, et chez laquelle on ne distingue pas même la cicatrice de la ponction du sac. Cette observation n'offre pas d'intérêt au point de vue des exceptions ; il n'en est pas de même de la seconde malade ; je laisse parler mon confrère Fontant : « Le résultat de l'opération a été moins heureux chez la femme Rey, c'est à recommencer. Vous savez que cette femme a 67 ans, qu'elle est cachectique et travaillée par un catarrhe bronchique habituel. La tumeur qu'elle offrait s'est reproduite plusieurs fois après s'être abcédée. Elle est excessivement développée, et surtout fort ancienne. On conçoit ainsi, d'après la chronicité de la phlegmasie et le droit de domicile, pour ainsi dire acquis par elle, que cette maladie ne pourrait être guérie d'emblée et que l'insuccès observé dans ce cas ne présage rien sur les effets de votre méthode dans des cas plus favorables. »

Voilà donc un insuccès bien constaté ; mais je dois dire, en faveur de *la cautérisation*, que le chirurgien seul a été coupable. En effet, comptant sur un sac d'une capacité normale, j'avais employé une éponge chargée de beurre d'antimoine, des dimensions qui me servent d'ordinaire ; à peine eus-je introduit le porte-caustique, que je fus étonné de l'immense capacité du sac lacrymal ; le volume était triplé. L'appareil appliqué, je confiai à nos confrères, mes doutes sur le succès de l'opération ; la cautérisation me semblait incomplète, et je regrettai de n'avoir pas, séance tenante, recommencé la cautérisation avec une éponge en rapport avec l'extraordinaire volume du sac. Du reste, confiant dans l'habileté du chirurgien en chef de l'hôpital de Niort, je suis convaincu que la cautérisation largement pratiquée par lui-même amènera l'adhérence complète des parois du sac.

J'ai eu l'occasion de rencontrer un cas tout opposé à celui-ci. Notre savant confrère M. Guersant, qui, comme tous les chirurgiens éminents, tient à juger *de visu*, a bien voulu me confier une malade atteinte de *tumeur lacrymale;* chez cette malade, le sac avait des dimensions microscopiques.

TABLE DES MATIÈRES.

CHAPITRE V.

CHAPITRE VI.

CHAPITRE VII.

FIN DE LA TABLE.

Paris. - Imp. Felix Malteste et Cᵉ, rue des Deux-Portes-Saint-Sauveur, 22

9 782019 290832